I0070306

NECKER

BANQUIER

Syndic de la Compagnie des Indes, résidant de la Suisse, près la Cour de France, contrôleur général des Finances sous le règne de Louis XVI

PAR

Adolphe TERWANGNE

Ancien Agent général pour le Commerce de la Baltique ; ex-Collaborateur au *Journal des Consulats*

—⋙⋘—

Les petits livres sont utiles.

(*L'abbé Mallois.*)

—

LILLE

GÉRARD, PLACE DE STRASBOURG, 12

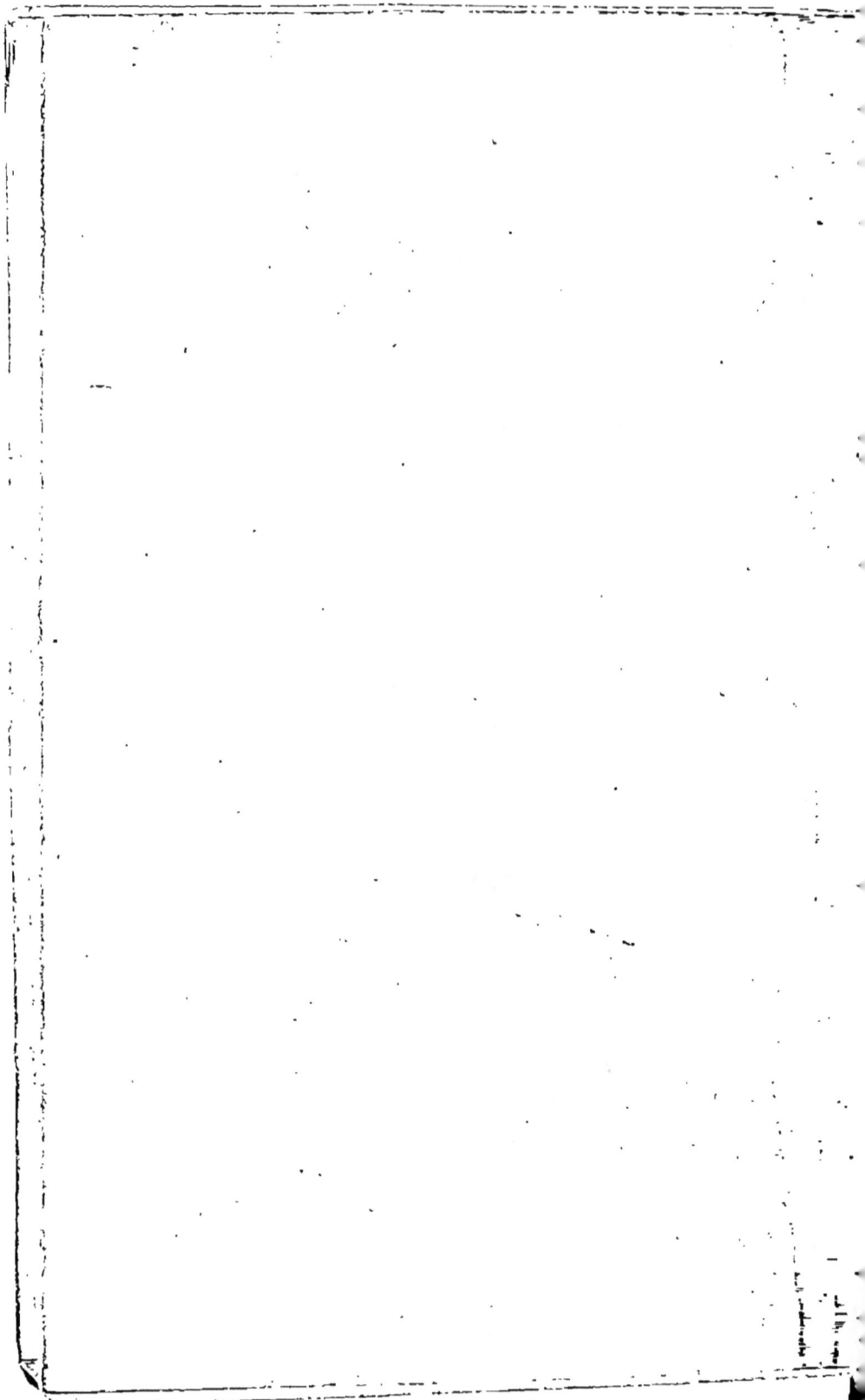

NECKER

BANQUIER

Syndic de la Compagnie des Indes, résidant de la Suisse, près la Cour de France, contrôleur général des Finances sous le règne de Louis XVI

PAR

Adolphe TERWANGNE

Ancien Agent général pour le Commerce de la Baltique ; ex-Collaborateur au *Journal des Consulats*

———◦◦◦———

Les petits livres sont utiles.

(L'abbé Mallois.)

—

LILLE

IMP. VITEZ-GÉRARD, PLACE DE STRASBOURG, 12

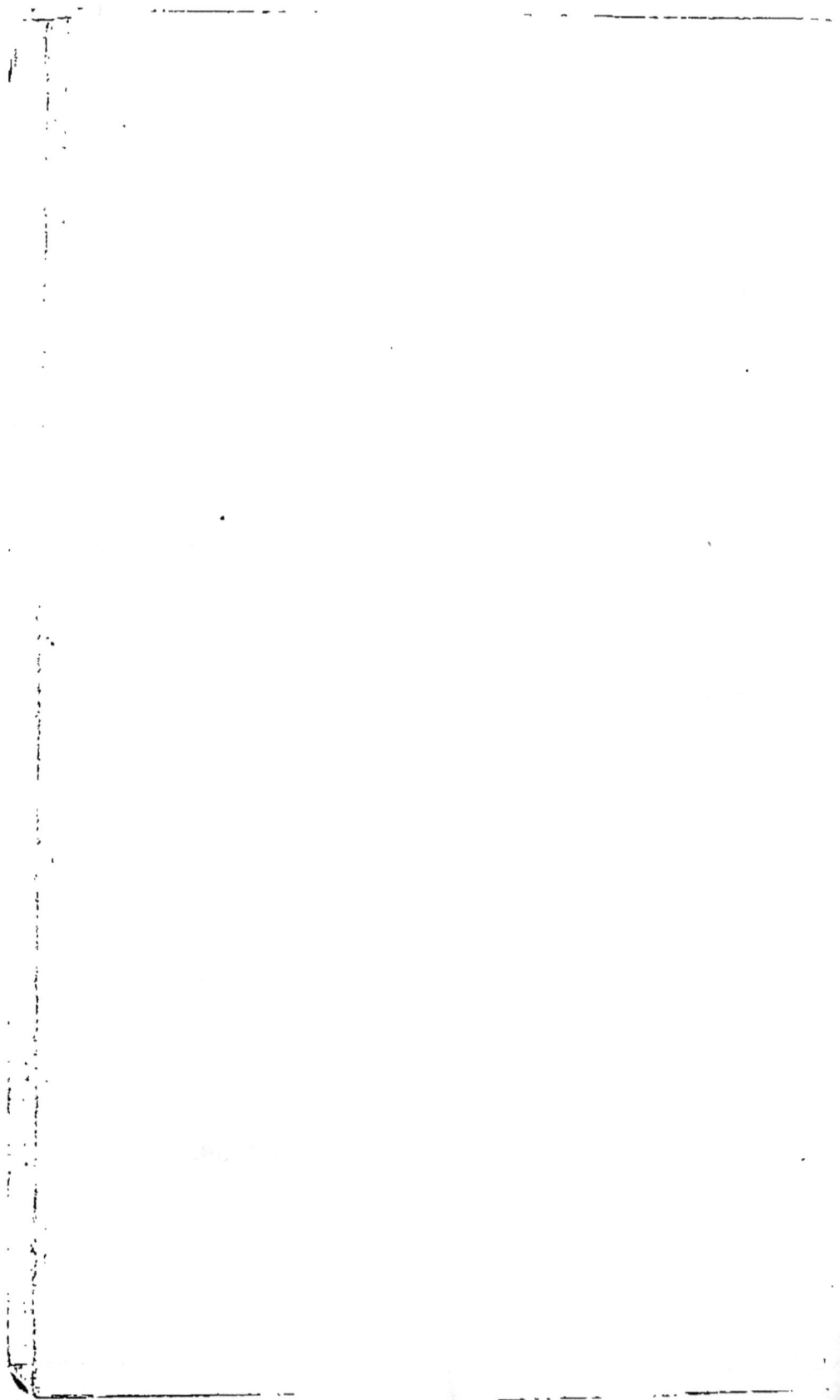

AVANT-PROPOS

——

S'il est permis de réveiller, parfois, la cendre des morts pour les
rappeler au souvenir des vivants,
c'est surtout le nom des hommes
vertueux qu'il faut évoquer de pré-
férence.

L'éloge d'un homme de bien, dit
Chateaubriand, est un hommage
rendu à la vérité et à la justice.

Si pour publier cette étude, nous
avons adopté le plus petit format,
c'est que nous nous sommes sou-
venu qu'en 1848, sur la demande
du général Cavaignac, chef du pouvoir exécutif, plusieurs membres
de l'Institut des Sciences morales
et politiques, firent de même pour

vulgariser certaines propositions utiles et opportunes.

Ces membres étaient MM. Thiers, Portalis, Charles Dupin, Louis Raybaut, Cormenin et Mignet.

Le temps n'est guère aux lectures longues et sérieuses : *Multa paucis...*

A force d'être long, parfois on est obscure;
Ménageons du lecteur, l'indolente nature.

NECKER

—

Après une sérieuse étude du caractère
et des œuvres des Ministres, qui depuis la
mort de Colbert (1683) ont administré les
finances avec le titre de contrôleur général,
nous n'avons pu refuser notre admiration
à l'illustre Necker, né à Genève le 30 sep-
tembre 1732, et mort à Paris le 19 avril 1804.

Celui qui après de bonnes études en
législation, vint faire son apprentissage à
Paris, chez le banquier Vernet, pour devenir
bientôt lui-même le chef d'une importante
maison; celui qui après avoir réalisé dans
l'espace de 20 ans, une belle fortune hono-
rablement acquise, pour consacrer, ensuite,
ses hautes facultés à la chose publique,
est bien digne assurément de la sympathie

de tous ceux qui ont horreur du vice chez
les grands, et qui s'inclinent devant la
vertu partout où elle se manifeste ; si
notre sensibilité s'extasie devant les chefs-
d'œuvre de l'art, pourquoi n'en serait-il pas
de même devant un beau caractère ? Necker
avait une belle âme ; son cœur était sus-
ceptible de tous les dévouements lorsque
le bien lui apparaissait.

Etudier l'état des finances de la France,
scruter les causes multiples qui en rendent
parfois l'administration si difficile, c'est se
rendre compte aussi des diverses formes
de gouvernement ; c'est se permettre une
opinion à cet égard. Ce n'est guère qu'à
partir du règne de Louis XIV que cette
étude offre pour nous de l'intérêt.

On sait ce que devinrent les finances de
la France, lorsque Louvois fût mis à la
tête des affaires de la guerre, le marquis
de Louvois, cet ambitieux courtisan qui

pour plaire à son maître, pour flatter son
orgueil, eût ravagé l'univers entier ; que
penser et que dire d'un ministre qui, au
nom du roi de France, fit incendier le
Palatinat ; de celui qui fit mourir de chagrin
son vertueux collègue Colbert, le forçant
à ruiner par des vexations le peuple qu'il
avait enrichi par le commerce ?...

On sait ce que fût aussi l'administration
financière de quelques abbés, tels que
Fleury, Terray et Loménie de Brienne :
des nullités lorsqu'elles ne furent pas
vicieuses. Calonne, le fastueux Calonne,
que fût-il sinon l'homme aux expédients,
aux ressources momentanées dont le
prestige s'évanouissait à la moindre ré-
flexion....

A travers toutes ces figures qui, depuis
1683, apparaissent avec le titre de contrôleurs généraux des finances, une seule
nous édifie : c'est le banquier Genevois,

c'est le syndic de la Compagnie des Indes ;
c'est le représentant de la Suisse à la Cour
de France ; c'est Necker, l'homme des
chiffres appliqués à la prospérité et à la
grandeur des Etats, au respect et au tribut
qu'on doit au Souverain, qu'il s'appelle le
Roi, l'Empire ou la République.

« La sagesse mûrit les pensées, disait-il ;
l'esprit d'ordre et de suite qui prépare
le succès de l'exécution, sont les qualités
constitutives d'un homme d'état. »

La publicité, l'économie, l'ordre et l'application de la morale à toutes les transactions, parurent à Necker les fondements
les plus fermes du crédit.

C'est armé de ces principes qu'il accep-
tait, en 1776, d'abord, la fonction de
directeur du trésor et de conseiller-adjoint
au contrôleur général Taboureau ; et l'an-
née suivante, le portefeuille des finances.

Il refusa, chose rare, les appointements

dûs à sa place, voulant rendre plus facile
les réformes à ce sujet.

Plus de 600 charges de cours ou de
finance furent supprimées. En 1778, il
commence l'établissement des assemblées
provinciales auxquelles le marquis de
Mirabeau, l'ami des hommes attribuait
une si grande influence sur les destinées
de la France...

Il donna tous ses soins à l'organisation
maritime dont il avait saisi l'utilité après
les fautes de Louis XV.

Sartine, ce secrétaire d'état vieux et
incapable, fût aussitôt remplacé par le
Duc de Castrie, homme d'un grand cœur
et d'un dévouement à toute épreuve. Enfin,
en 1781, paraissait le fameux compte-
rendu dressé par ordre du roi : (in-quarto
de 116 pages) c'était une nouveauté en
administration financière. Après cinq ans
de ministère, parti d'un déficit de 34

millions, Necker sans un sou d'impôt, avait
satisfait aux dépenses de la guerre et
montrait pour la première fois à la France,
un état de finances où la recette annuelle
excédait de dix millions la dépense ordinaire. Ce compte-rendu au Roi, l'avait été
en présence de son ministre des affaires
étrangères, de Maurepas. Ce compte-rendu
était publié sous sa garantie avec les
pièces justificatives. Cette manière toute
nouvelle d'agir devait lui attirer des
détracteurs, ce qui est ordinaire en ce
monde. C'est le sort de l'honnêteté d'être
insulté par la mauvaise foi. Rien de
plus gênant pour les brouillons et les
intrigants que l'honnête homme en place.

Necker attaqué voulut se défendre ouver-
tement et demanda pour cela d'être admis
au conseil. Le Roi toujours hésitant et
subissant certaines influences, s'y refusa en
n'admettant que l'entrée à la chambre. Ce

fût alors que Necker, sachant ce que sont les cabales organisées pour faire triompher les mauvaises causes, se retira, refusant à son tour toutes les instances pour le retenir.

Dans cette circonstance comme dans bien d'autres, le Roi faisait preuve de de faiblesse entrainé qu'il était par sa grande bonté, ne voulant pas même s'apercevoir du mobile qui faisait agir ses conseillers. Refuser à son ministre des finances, le droit de justifier l'exactitude de ses chiffres, était, surtout à cette époque, une faute impardonnable. Assurément ce compte-rendu passait en revue toutes les causes des désordres antérieurs à son évènement au contrôle général, et cela suffisait pour blesser, peut-être, bien des susceptibilités et compromettre des consciences elevées. La reine, Marie-Antoinette elle-même, devait voir d'un œil de femme trop ami des plaisirs, l'exactitude et la sévérité de l'ex-banquier devenu ministre; aussi, n'avait-elle pas été étrangère à ce refus de la part du Roi.

Ce ne fût qu'effrayée et bientôt alarmée de son hostilité compromettante, qu'elle employa toutes les douceurs pour conserver au Roi le seul homme qui pouvait lui éviter tant de malheurs.

Necker inflexible, en cette circonstance, quitta la France pour aller en Suisse se livrer à des travaux moins pénible. Ce fût là qu'il composa son ouvrage sur l'admininstration des finances; ce livre classique, en son genre, qui parût en 1784, et qui, en peu de temps, se vendit à 80 milles exemp'aires.

Nous aurons occasion dans cette esquisse, de parler de cette importante publication et d'en faire ressortir le mérite sous plus d'un rapport.

Déjà, l'auteur s'était manifesté par ses écrits sur la législation et le commerce des grains; par son plaidoyer en faveur de la Compagnie des Indes, conception de Colbert, et qu'il avait, en sa qualité de syndic, fait renaître de ses cendres, en 1764; qu'il eut le courage de défendre contre les attaques de l'abbé Morellet, et qui enfin, devait disparaître sous le ministère de l'abbé Terray, ce contrôleur général de triste mémoire, dont les mœurs et la mauvaise foi caractérisaient si bien son époque.

Pendant que Necker se livrait dans la retraite et le silence du cabinet, à de bons et utiles travaux économiques et littéraires; lorsqu'un éloge de Colbert lui valait un prix proposé par l'Académie des belles Lettres, les finances de la France, en si bon état en 1781, étaient abandonnées à des contrôleurs inhabiles ou vicieux dont le

Roi devait payer bien cher les services :
C'étaient d'abord, Fleury et d'Ormesson,
ces deux jeunes protégés des ministres,
Miromesnil et Vergennes, ces deux pauvres
administrateurs, devant bien plutôt leur
élévation aux noms qq'ils portaient, qu'à
leurs talents en finances; tous deux
désirant faire le bien et ne sachant com-
ment s'y prendre. Instruits, honnêtes, ils
se fussent, sans doute, distingués comme
leurs ayeux, dans la magistrature ; financiers, ils devaient se fourvoyer. On sait
que ce fut un détournement secret d'une
somme de fr. 6.000,000, enlevés à la
Caisse d'Escompte pour être placés dans
la Caisse du Trésor, qui valût à d'Ormesson, une disgrâce sollicitée par ceux
mêmes qui l'avaient élevé au poste de
Contrôleur général des finances et de
ministre d'Etat.

C'étaient ensuite, Calonne et Loménie de

Brienne, ces deux types de légèreté et d'activité dans le vide ; fastueux, amis des plaisirs et ne connaissant en finances, que le mirage et les expédients ; exploiteurs de la royauté au profit de leurs passions personnelles, ils finissaient misérablement.

Calonne accusé et convaincu de concussion, mourait pauvre et flétri, après avoir laissé comme ministre, un déficit de 115.000,000. (1)

Loménie de Brienne, l'ex-archevêque de Toulouse, le cardinal démissionnaire, ayant plus de penchant pour les affaires que pour l'église, n'avait pu empêcher le Trésor de suspendre ses payements après avoir fait contracter à Louis XVI un Emprunt de 440,000,000.

---

(1) Il dût remettre le cordon bleu qu'il portait comme secrétaire de l'ordre du Saint-Esprit.

Retiré dans son château, de Sens, comblé de bénéfices, il ne mourait pas moins criblé de dettes et par le poison, pour se soustraire soit aux mauvais traitements des soldats de la convention, ou pour échapper au supplice que lui réservait 1793, supplice déjà infligé à bien des membres de sa famille.

Tel était le triste état des finances, lorsque Necker, sollicité de nouveau par le Roi et l'Assemblée, consentit à rentrer en France pour y reprendre ses anciennes fonctions de contrôleur général et ministre d'état. (2)

Il rétablira promptement l'ordre et la régularité dans les services ; il fera des prodiges comme administrateur ; mais il

_____

(2) Caton disait que les sénateurs dans les circonstances difficiles, avaient coutume de jeter les yeux sur lui, comme les navigateurs sur le pilote, quand le vaisseau était battu par la tempête.

ne pourra conjurer la révolution qui porte dans ses flancs, avec les idées de progrés, toutes les folles passions : l'envie, la jalousie, la haine et la vengeance.

La rentrée de cet homme de bien aux affaires, était accueillie par des expressions de joie et d'espérance. Comme Voltaire après son dernier succès au théâtre français, Necker était aussi porté en triomphe ; l'enthousiasme se manifestait par des illuminations et des réjouissances publiques. Lui seul ne partageait pas cette joie bruyante ; sa rentrée aux affaires, n'était, de sa part, qu'un dernier témoignagne d'attachement à la personne du Roi qu'il aimait et qu'il aurait voulu pouvoir consoler dans ses tristesses.

« Vous voyez bien ce peuple qui m'acclame aujourd'hui, disait-il, à ses amis ; demain il me lancera des pierres. »

Et en effet, attaqué par Mirabeau au

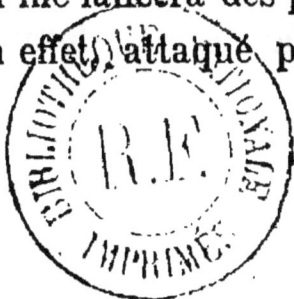

nom de la Commune, il échouera dans
toutes ses combinaisons financières qui
avaient pour objet de sortir la nation
d'embarras et de sauver la royauté.

Mirabeau, cette belle intelligence dé-
pravée, le brillant, éreinteur de son
temps, usant contre Necker, de toutes les
puissances de son génie destructeur, par-
venait à se faire écouter et à rendre
suspect le ministre honnête homme.

En faisant rejeter toutes les propositions de nouveaux emprunts, ce chef du
Jacobinisme, pouvait tout critiquer et
prédire impunément la banqueroute. Ce
tribun de haute lignée, insatiable dans
son libertinage et criblé de dettes, voulait
un porte-feuille pour apaiser ses créanciers,
n'ayant pu se faire acheter par la Cour. —
Mais la mort devait déjouer ses projets !...

Celui qu'il voulait perdre dans l'opinion
publique, n'avait cessé, durant les dix

mois passés une seconde fois, au ministère des finances, de rechercher les moyens d'éviter la disette dont la France était menacée. M. Hoppe, le plus grand banquier de la Hollande, se chargeait de l'approvisionnement de la ville de Paris, avec la garantie du ministre Necker pour la somme de 2.000,000, garantie prise sur sa propre fortune. — Cette somme consignée au Trésor, en 1788, ne devait être restituée à la famille de Necker, qu'en 1820, par le roi Louis XVIII.

Où trouver de nos jours, une semblable générosité de la part d'un ministre des finances pour éviter au peuple la famine?

Mais rien ne pouvait alors calmer l'agitation des esprits; la vase se mêlait aux eaux les plus limpides pour les corrompre; une odeur de sang se répandait partout dans la capitale et l'on apercevait dans l'espace, le fatal couteau qui devait trancher tant de belles existences, sacrifier d'innombrables victimes. Chaque jour, déjà, en 1790, la vie du Monarque et des siens étaient menacée.

Necker jugeant ses efforts insuffisants pour détourner l'orage révolutionnaire qui grondait à l'horizon, se dirigeait de nouveau vers son domaine de Coppet, pour ne plus le quitter.

C'est dans cette retraite qu'il composa les ouvrages qui devaient le faire juger comme homme de finances, homme politique et moraliste.

Entouré de sa femme et de sa fille, Madame de Staël qui lui prodiguaient les soins les plus tendres, il traversa la période révolutionnaire sans autres tourments que celui d'avoir vu s'évanouir tous ses projets utiles et de n'avoir pu sauver d'un affreux supplice, le meilleur des rois.

Le premier ouvrage de M. Necker, composé à cette époque, est celui qui avait pour titre : *l'Aministration des Finances de la Ftance*. C'était, en quelque sorte, la justification de toutes ces mesures en finances; c'était une réponse aux attaques et aux calomnies de Calonne, lequel voulait attribuer à ces prédécesseurs, depuis Terray, les résultats de sa mauvaise gestion.

Les trois volumes qui forment cette publication, suffiraient pour faire apprécier les hautes facultés du Contrôleur général des finances et la portée de ses combinaisons en économie.

Comme nous le disions plus haut, ces trois volumes sur les finances, sont l'histoire complète de cette époque si agitée.

Quel est l'homme d'état qui peut négliger cette lecture ?

Plus tard, il fit paraître deux opuscules dans lesquels la cause de la vérité, de la raison et de l'expérience, est plaidée avec force et talent contre les théories et les procédés de l'assemblée constituante.

L'un, a pour titre : *de l'Aministration de M. Necker, par lui-même.*

L'autre, *du Pouvoir exécutif dans les grands Etats.*

Ami et contemporain de Frédérick Ancillon, le ministre du roi de Prusse, Necker partageait ses principes en fait de souveraineté et de constitutions politiques. Formés à la même école, nourris des mêmes études, leurs idées et leurs doctrines avaient pour points d'appui, l'histoire, la philosophie et l'esprit des lois.

En 1792, Necker se présentait l'un des premiers pour défendre Louis XVI, bravant, en cette occasion, les plus cruels ennemis de la royauté.

Son plaidoyer qui parut sous le titre : *Réflexions offertes à la Nation Française,* le fit immédiatement porter sur la

liste des émigrés, et ses biens furent mis
en séquestre, sans en excepter même son
dépôt de 2,000,000 qu'il avait confié à la
foi publique.

Le règne de la convention fini, il reprit
le cours de ses écrits politiques.

Il publia, en 1796, quatre volumes *sur
a révolution française*, et dans lesquels il
signale les vices de la constitution dicta-
toriale dont il prédit la chute.

En 1800, paraissaient encore 3 volumes
in-8o, sous le titre de : *Morale religieuse
discours sur des sujets tirés de l'écriture
sainte.* Cet ouvrage où respire la sensibilité la plus exquise, est un chef-d'œuvre
de style. L'auteur semble y avoir mis toute
son âme, cherchant, sans doute, des con-
solations aux souffrances de la vie hu-
maine, par l'examen de saintes doctrines
et de sublimes enseignements.

Enfin, à l'âge de 70 ans, lorsque toutes

les ambitions, petites et grandes, cour-
baient le front sous le joug du despotisme,
il publiait un livre, sous la rubrique :
Dernières vues de Politique et de Finances,
(1802).

Ce livre irrita fortement le premier
consul Bonaparte qui soupçonnait Madame de Staël d'y avoir travailler, et ce
fut la cause des persécutions qu'éprouva
cette femme d'esprit durant le Consulat et
l'Empire

Les œuvres complètes de Necker, en
quinze volumes, ont été publiées à Paris,
en 1820 et 1822, par son petit-fils M. de
Staël, qui y joignait une notice dictée par
un respectueux amour filial.

Pour conclure, nous dirons que dans
cette simple et courte esquisse sur la vie
laborieuse et active d'un administrateur
éminent, nous n'avons pas eu la prétention
de faire de la politique, mais seulement de

faire remarquer combien il est rare de rencontrer, dans l'ordre gouvernemental, un ministre des finances, véritablement digne de ce titre. Il faut, pour cela, posséder un ensemble de connaissances pratiques qui ne sont pas le fait de tout le monde.

Necker, issu d'une souche de savants; dirigé par un Père professeur de droit public à l'académie de Genève; destiné lui-même, d'abord au professorat; prématurément versé dans l'étude des sciences morales et politiques, devait dans le Commerce, se distinguer par son jugement sur les hommes et les choses : de banquier qu'il était, il s'éleva bientôt à la hauteur des hommes d'état; il ne lui manquait que l'occasion pour qu'il le devint....

Lorsqu'il fut appelé, en 1776, au ministère ou Turgot, n'avait pu se maintenir, il en saisit aussitôt toutes les difficultés, toutes les parties, tous les rouages, et ce département sous sa direction, devint bientôt un petit gouvernement où l'unité le disputait à la diversité dans les comptes, et la régularité aux moindres négligences.

Le compte-rendu qu'il remit au Roi en 1781, et qui lui avait attiré tant d'ennemis en politique, est une preuve évidente de sa méthode et de son assiduité.

Lorsque dans son premier ouvrage sur l'administration des finances, on se rend compte de toutes les questions qu'il faut connaître et débattre pour bien comprendre l'esprit et la portée des ressources et des mesures utiles, on admet facilement que toutes les intelligences ne sont pas appelées à une telle responsabilité, que, pour en sortir honnêtement, surtout en temps de crises, il faut vraiment être doué de qualités exceptionnelles, d'une volonté ferme et d'aptitudes spéciales. La Banque et la pratique du haut commerce, sont un parfait apprentissage pour l'homme d'état surtout lorsque de fortes études classiques l'ont préparé.

L'historique des fonctionnaires de cet ordre, nous fixe à cet égard, même de notre temps.

La politique des États a toujours eu pour conseillers, des hommes habitués au maniement des affaires commerciales, et bons calculateurs des intérêts publics.

Rien de plus curieux à consulter sous ce rapport, que l'historique des républiques italiennes et certaines constitutions politiques en Europe. (1)

N'avons-nous pas, chez nous-mêmes, à constater l'existence de noms honorables qui, à l'exemple de l'illustre Necker, ont quitté leur comptoir pour diriger avec

(1) Voyez l'Angleterre, la Hollande et les États-Unis de l'Amérique.

distinction, les finances de l'État et pour servir dignement les intérêts de leur pays?

Si l'étude des grands admidistrateurs, en général, est attrayante pour un esprit sérieux, c'est surtout de ceux qui, disposant des deniers publics, sont appelés par leurs actes et par leur caractère à exercer une si grande influence sur la destinée des Etats...

C'est ce qui nous a disposé à publier ce petit livre.

Si nous avions à y ajouter quelque chose, ce seraient des pages consacrées à Madame Necker, ce trésor de bonté et de dévouement, la digne compagne du Ministre, administrateur par excellence. :

Esprit très cultivé, Madame Necker devait aussi marquer son existence par de bonnes œuvres, par des actes qui plus sûrement qu'un blason, comportent, sinon, l'immortalité, l'éternelle reconnaissance des hommes.

Les diverses fondations auxquelles est attaché ce nom vénéré, attestent la piétié la mieux entendue, et justifient cette doctrine de l'Économiste bienfaisant, à savoir : que l'ordre et l'application de la morale à toutes les transactions, sont les plus fermes fondements du crédit.

Qui pourrait, refuser son admiration à tant de bienfaits ?

FIN.

PUBLICATIONS DE L'AUTEUR

Depuis 1840.

—

Rédactions économiques dans la Revue Natationale. —

Collaboration de sept années au répertoire général d'économie politique ancienne et moderne, publié et dirigé en Hollande, par M. Sandelin, conseiller d'État, 6 vol , grand-in8º. —

Les Comités permanents : institutions thermométriques pour le développement de la richesse locale et nationale. —

Les Chambres de Commerce ;

leur complément dans les circons-
criptions ; leur caractère d'unité et
de permanence. —

Étude sur l'histoire politique et
commerciale des Pays-Bas, sous le
roi Guillaume Ier, de 1815 à 1830. —

Organisation du Commerce en
France. —

Le Port de Gravelines. —

Le Port de Dieppe. —

Les Magasins généraux et les
ventes publiques. —

Les Warants. —

Les Canaux et les Chemins de
Fer. —

Un Canal de jonction entre la
Somme, l'Oise et la Seine-Inférieure.

Commentaire sur l'Édit de 1599, et sur la loi de 1807 touchant le desséchement des marais. —

La Scarpe, l'Escaut et la Sencée. —

La Batélerie. —

Les Sociétés de Commerce :

La Compagnie des Indes en Angleterre ; la Maattchappy en Hollande et la Compagnie d'Odessa. —

L'Union Septentrionale, société de commerce et de navigation pour le développement du Commerce extérieur de la région du Nord. —

Finances et Financiers. —

Necker. —

Sans aucune prétention littéraire, nous n'avons envisagé dans ces questions leur utilité.

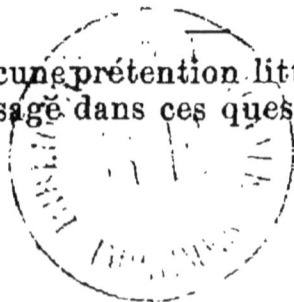

124

www.ingramcontent.com/pod-product-compliance
Lightning Source LLC
Chambersburg PA
CBHW070743210326
41520CB00016B/4561